Todo
Acerca de
Próstata
Cáncer

Dra. Sheila Harrison

Descargo de responsabilidad

Este contenido sirve para proporcionar información general sobre la enfermedad y tiene como objetivo capacitarlo para buscar asistencia médica inmediata si es necesario para prevenir complicaciones. Es fundamental recalcar que esta información no sustituye la consulta a un médico calificado. El campo de la ciencia médica evoluciona continuamente y, debido a la naturaleza dinámica del conocimiento médico, recomendamos buscar asesoramiento de expertos si encuentra alguna inconsistencia o tiene la intención de tomar medidas basadas en la información de este contenido. Nunca ignore la orientación médica profesional ni retrase el tratamiento basándose en algo que haya leído en línea, incluido este material, o de cualquier otra fuente en línea. Recuerda siempre que Internet no puede curarte; más bien, la curación se produce a través de la guía de profesionales médicos y la providencia de Dios.

Tabla de contenidos

Descripción general

En los hombres y en aquellos a quienes se les asigna sexo masculino al nacer, el cáncer de próstata se origina en la glándula prostática, que es un componente del sistema reproductivo. Debido al hecho de que el cáncer de próstata generalmente crece lentamente y permanece en la glándula, muchas personas optan por la vigilancia activa o ningún tratamiento. La radiación y la cirugía son terapias comunes para las neoplasias malignas que se desarrollan rápidamente y se propagan. Echemos un vistazo más de cerca a la próstata y sus funciones antes de continuar.

La próstata es un pequeño órgano con forma de nuez. Está delante del recto y debajo de la vejiga. Su función principal durante la eyaculación es producir líquidos en el semen y empujar a través de la uretra. Es típico que la próstata se agrande a medida que envejece. El segundo cáncer más frecuente que afecta a hombres y mujeres AMAB es el cáncer de próstata. Después de los 50, es una buena idea hacerse exámenes de próstata frecuentes. Consulte a su médico si experimenta algún síntoma que indique un problema de próstata.

Sección 1

Próstata

Una pequeña glándula que es un componente del sistema reproductivo masculino es la próstata. Para los hombres y aquellos a quienes se les asigna el sexo masculino al nacer, la glándula prostática está ubicada frente al recto y debajo de la vejiga (AMAB). Está formado por tejidos glandulares y tejidos conectivos. Sus músculos ayudan a empujar el semen a través de la uretra y añaden líquido al semen. Las afecciones relacionadas con la próstata incluyen hiperplasia prostática benigna, prostatitis y tumores malignos.

Próstata

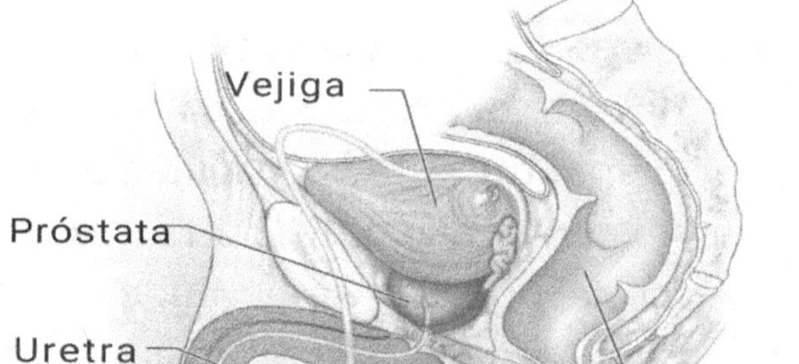

Sección transversal de la pelvis.

Los músculos de la próstata ayudan a la eyaculación y la próstata produce los fluidos del semen.

Función de la próstata

¿Qué hace la próstata por un hombre?

Su eyaculación, o semen, contiene líquido adicional de su próstata. Cuando tienes un orgasmo, tu pene libera un líquido de color gris blanquecino conocido como eyaculación. El líquido nutre los espermatozoides y lubrica la uretra (pronunciada "ayer-ree-truth") con enzimas, zinc y ácido cítrico. Su cuerpo excreta orina y eyacula a través de un canal llamado uretra.

Cuando tienes un orgasmo, los músculos de la próstata también ayudan a empujar el semen hacia la uretra y a través de ella.

¿Las mujeres tienen próstata?

No, la próstata está ausente en las mujeres. Las glándulas de Skene se observan en mujeres y en aquellas que fueron designadas mujeres al nacer (AFAB). Las glándulas de Skene, sin embargo, a veces se denomina glándula prostática femenina.

La uretra tiene dos glándulas de Skene a cada lado. Los expertos médicos creen que estas glándulas generan un líquido que facilita la limpieza y la micción. También podrían tener un propósito en la actividad sexual, tal vez suministrando el líquido necesario para la eyaculación femenina.

Anatomía de la próstata

La ubicación de la próstata dentro del cuerpo.

Su próstata está ubicada frente a su recto y debajo de su vejiga. El núcleo de la próstata es por donde pasa la uretra.

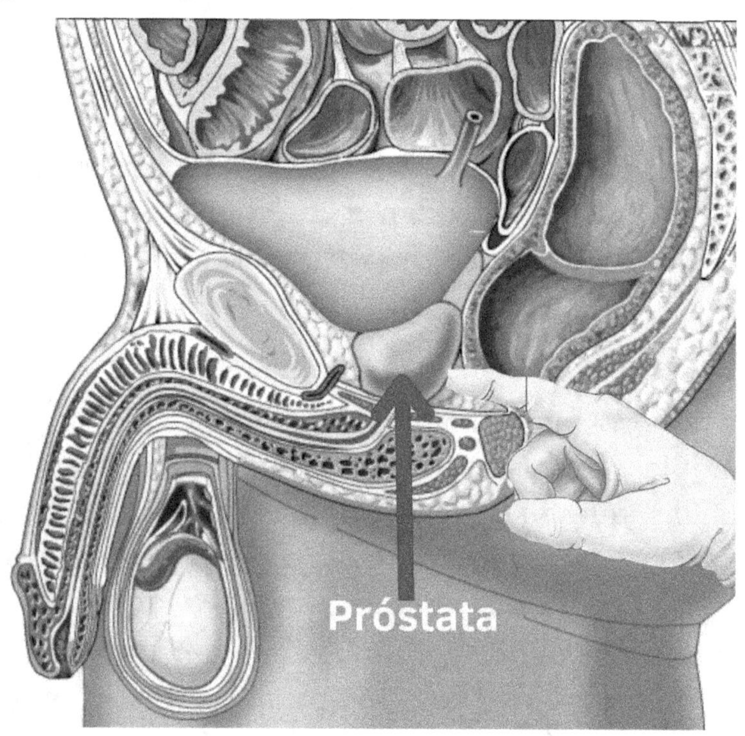

¿Cómo se ve la próstata?

La próstata consta de cinco lóbulos: un lóbulo mediano ubicado en el medio, dos lóbulos laterales a los lados y lóbulos anterior y posterior ubicados en la parte anterior y posterior, respectivamente. Está formado por tejidos glandulares y tejidos conectivos. Su fascia prostática rodea la próstata. La fascia prostática es una capa flexible de tejido conectivo.

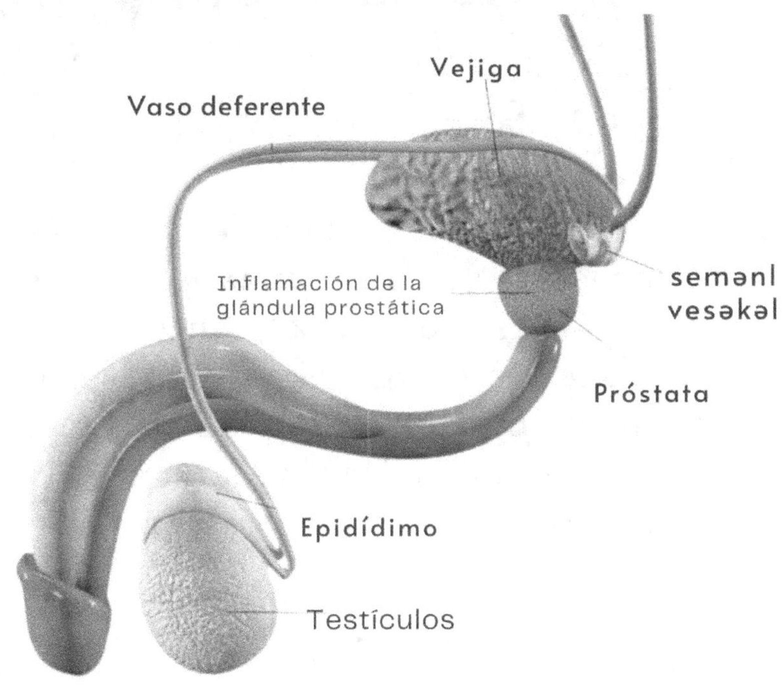

Tamaño de la próstata

Su próstata es aproximadamente del tamaño de una nuez.

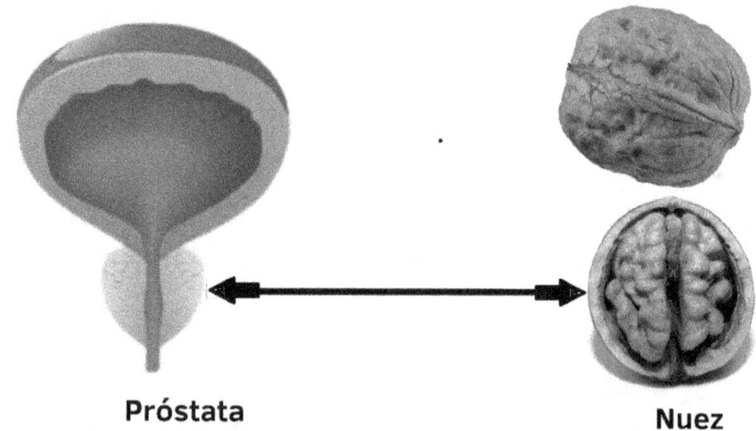

La hiperplasia prostática benigna, o agrandamiento de la próstata, generalmente ocurre después de los 40 años. Tiene la capacidad de crecer hasta el tamaño de un limón o una nuez. La HPB, o hiperplasia prostática benigna, no es maligna y no aumenta las posibilidades de padecer cáncer de próstata.

Peso de la próstata

El peso aproximado de la próstata es de una onza (30 gramos), o cinco cuartos de dólar.

Condiciones y trastornos

Enfermedades y dolencias relacionadas con la próstata que son comunes

Las condiciones comunes que afectan su próstata incluyen:

- **Cáncer de próstata:** La segunda enfermedad más frecuente que afecta a los hombres y a quienes se identifican como varones al nacer es el cáncer de próstata (AMAB).

- **Inflamación (prostatitis):** Hay cuatro tipos de prostatitis que pueden inflamar la próstata: prostatitis inflamatoria asintomática, prostatitis bacteriana crónica, prostatitis bacteriana aguda y síndrome de dolor pélvico crónico (SDPC). Tanto para hombres como para personas AMAB menores de 50 años, es el problema del tracto urinario más prevalente, mientras que para los mayores de 50 años ocupa el tercer lugar.

- **Hiperplasia prostática benigna:**La HPB hace que la próstata se agrande, lo que puede provocar obstrucciones uretrales. A medida que envejecen, casi todos los hombres y personas con AMAB experimentará cierto agrandamiento de la próstata.

Señales de advertencia de problemas de próstata

Las señales de advertencia comunes de problemas de próstata incluyen:

- Dolor en el pene, los testículos o el perineo (se pronuncia "pare-uh-nee-um"). El perineo es el área entre los testículos y el recto.
- Necesidades frecuentes de orinar.
- Dolor al orinar (disuria) o eyacular.
- Lentitud o goteo en el chorro de orina.
- Dificultad para empezar a orinar.
- Necesidad frecuente de levantarse por la noche para orinar.
- Disfunción eréctil (ED).
- Sangre en orina o semen (hematospermia).
- Dolor en la parte baja de la espalda, la cadera o el pecho.

Pruebas comunes que comprueban la salud de la próstata

Las pruebas comunes para comprobar la salud de su próstata incluyen:

- **Examen rectal digital:** Su proveedor de atención médica inserta un dedo lubricado y enguantado en el recto y palpa la glándula prostática. Los bultos o áreas duras pueden indicar cáncer.

- **Análisis de sangre del antígeno prostático específico:** La próstata produce una proteína llamada antígeno proteico específico (PSA). Los niveles elevados de PSA pueden indicar cáncer. Los niveles de PSA también pueden aumentar si tiene HPB o prostatitis.

- **Biopsia:** Su proveedor de atención médica usa una aguja para obtener una muestra de su tejido prostático. Un proveedor de atención médica examinará la muestra bajo un microscopio en un laboratorio.

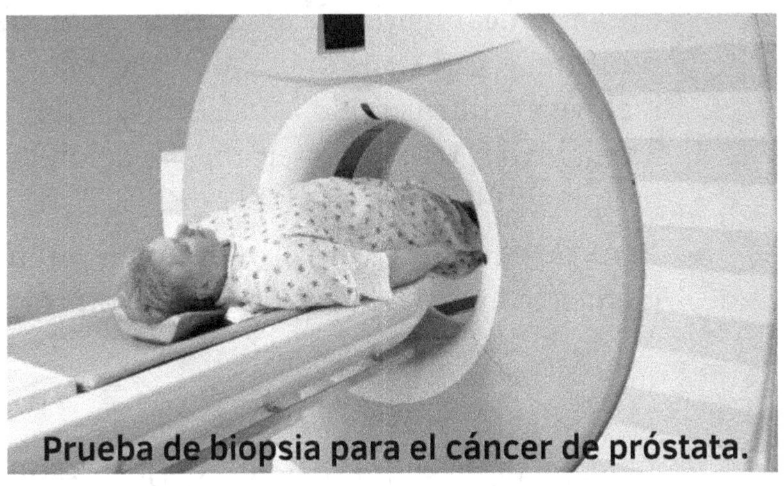

Prueba de biopsia para el cáncer de próstata.

Tratamientos para la próstata

El tratamiento de la próstata depende del tipo de afección que tenga.

Cancer de prostata

- **Vigilancia activa:** Para realizar un seguimiento de la progresión del cáncer, se realizan exámenes de detección, exploraciones y biopsias cada uno a tres años.

- **Braquiterapia:**El tratamiento con radiación interna se presenta en forma de braquiterapia. Su profesional médico inserta semillas de radiación en la próstata. El tejido sano que rodea las semillas se conserva gracias a las semillas.

- **Terapia focal:** La terapia focal se centra en tratar únicamente el área cancerosa de la próstata. Las opciones de terapia focal incluyen ultrasonido focalizado de alta intensidad (HIFU),crioterapia, ablación láser y terapia fotodinámica (PDT).

- **Prostatectomía:** Su proveedor de atención médica le extirpa quirúrgicamente la próstata.

Prostatitis

Su profesional de la salud puede sugerir lo siguiente según el tipo y la causa de su prostatitis:

- **Medicamentos:**Algunos medicamentos ayudan a relajar los músculos alrededor de la próstata y la vejiga para ayudar a mejorar el flujo de orina. Los antibióticos ayudan a matar las bacterias que causan infecciones.

- **Manejo del estrés:** Asesoramiento para ansiedad y depresión puede ayudar a aliviar los síntomas.

- **Ejercicios:** Los ejercicios del suelo pélvico pueden ayudar a reducir o eliminar los espasmos musculares.

Hiperplasia prostática benigna

- **Medicamentos:** Las hormonas que impulsan el crecimiento de la próstata pueden inhibirse con medicamentos.

- **Cirugía:** El tejido prostático que impide el flujo de orina se puede extirpar quirúrgicamente.

- **Terapia con vapor de agua:**Un profesional médico inserta un instrumento en la próstata a través de la uretra. El dispositivo libera vapor de agua, que reduce la próstata y destruye las células de la próstata.

Mantener su próstata sana

Ayude a mantener su próstata saludable al:

- **Exámenes de próstata de forma periódica:**La mayoría de las personas deben comenzar las pruebas a los 50 años. Comenzar las pruebas temprano es una buena idea si hay antecedentes familiares de cáncer de próstata.

- **Ejercicio regular:**Quienes realizan más actividad física tienen un menor riesgo de desarrollar BPH.

- **Llevar una dieta saludable:** Consumir la cantidad adecuada de frutas, verduras y proteínas magras puede ayudar a promover la salud de la próstata.

- **Dejar los productos del tabaco:**Los artículos para fumar pueden aumentar el riesgo de sufrir cáncer de próstata.

¿Puedo conseguir una próstata más saludable con suplementos?

No hay mucha información disponible sobre los suplementos dietéticos porque están exentos de los requisitos de aprobación de la FDA y no necesitan someterse a ensayos clínicos. La mayoría de las personas no experimentan una mejora en la salud de su próstata al usar suplementos, sin embargo, pueden obtener algunos pequeños beneficios.

Preguntas comunes adicionales

¿Se puede vivir sin próstata?

Es posible sobrevivir sin próstata.

Su médico y usted puede decidir extirpar la próstata por completo si tiene cáncer de próstata. La ausencia de próstata suele ir acompañada de disfunción eréctil y micción involuntaria.

¿Cómo se siente mi próstata?

Aunque no puede tocar la próstata, puede sentirla internamente a través del recto o externamente desde el exterior de su cuerpo. La parte posterior del perineo, que está más cerca del recto, es el mejor lugar para palpar la próstata. En esta localización no predominan los tejidos, sino los nervios y las venas. Debería sentir una próstata suave y gomosa.

Además, su recto le permite sentir su próstata más directamente. Aproximadamente dos pulgadas de su recto están ocupadas por su próstata. Se siente gomoso o blando y está ubicado entre el pene y el recto.

La necesidad de orinar puede aparecer repentinamente si toca su próstata interna o externamente.

La estimulación de la próstata es sexualmente placentera para muchas personas. Sin embargo, un autoexamen no es una forma confiable de evaluar la salud de su próstata. Hable con un experto médico si tiene alguna preocupación sobre la salud de su próstata. Ellos son capaces de evaluar con precisión la situación de su próstata y responder a cualquiera de sus consultas.

La próstata es un pequeño órgano con forma de nuez. Está delante del recto y debajo de la vejiga. Su función principal durante la eyaculación es producir líquidos en el semen y empujar a través de la uretra. Es típico que la próstata se agrande a medida que envejece. El segundo cáncer más frecuente que afecta a hombres y mujeres AMAB es el cáncer de próstata. Después de los 50, es una buena idea hacerse exámenes de próstata frecuentes. Consulte a su médico si experimenta algún síntoma que indique un problema de próstata.

Sección 2

PAGe cáncer de próstata

La próstata, una pequeña glándula con forma de nuez que se encuentra en los hombres y en aquellos a quienes se les asignó sexo masculino al nacer (AMAB), es donde el cáncer de próstata comienza a crecer. Está situado delante del recto y debajo de la vejiga. Esta pequeña glándula secreta un líquido que se combina con el semen para mantener la salud de los espermatozoides durante la fertilización y el embarazo.

Una condición peligrosa es el cáncer de próstata. Afortunadamente, la mayoría de los pacientes con cáncer de próstata reciben un diagnóstico antes de que las células cancerosas abandonen la glándula prostática. Esta etapa del tratamiento generalmente resulta en la eliminación del cáncer.

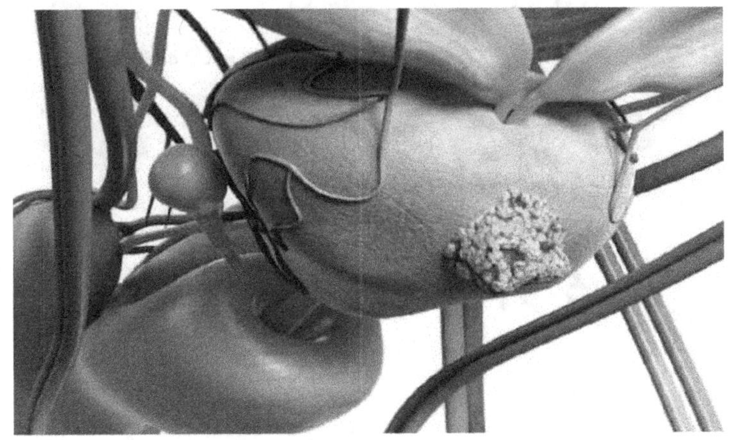

Célula cancerosa que se desarrolla en la glándula prostática.

Tipos de cáncer de próstata

El adenocarcinoma es el tipo de cáncer más común que se identifica cuando hay cáncer de próstata. Las glándulas que rodean tus órganos son donde comienza. Los cánceres de próstata, pulmón, páncreas, estómago y colorrectal se encuentran entre los tipos comunes de adenocarcinomas. Al igual que la próstata, otras glándulas que liberan líquido pueden desarrollar adenocarcinomas en sus células. Rara vez diferentes tipos de células dan lugar al cáncer de próstata.

Los tipos menos comunes de cáncer de próstata incluyen:

- Carcinomas de células pequeñas.
- Carcinomas de células transicionales.
- Tumores neuroendocrinos.
- Sarcomas.

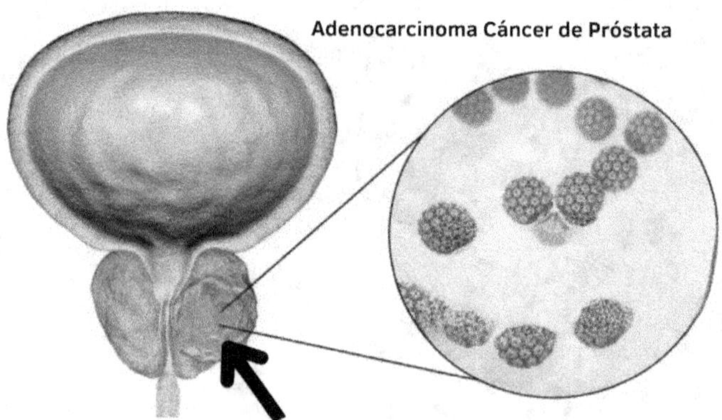

Célula cancerosa que se desarrolla en el Próstata

¿Qué tan común es el cáncer de próstata?

El cáncer más frecuente que afecta a hombres y personas AMAB es el cáncer de próstata, que ocupa el segundo lugar en frecuencia después del cáncer de piel. Los Centros para el Control y la Prevención de Enfermedades (CDC) de EE. UU. estiman que 13 de cada 100 personas que tienen próstata acabarán padeciendo cáncer de próstata. La mayoría tendrá una vida normal y al final fallecerá por causas no relacionadas con el cáncer de próstata. Algunas personas no necesitarán atención.

Sin embargo, el cáncer de próstata cobra la vida de casi 34.000 estadounidenses cada año.

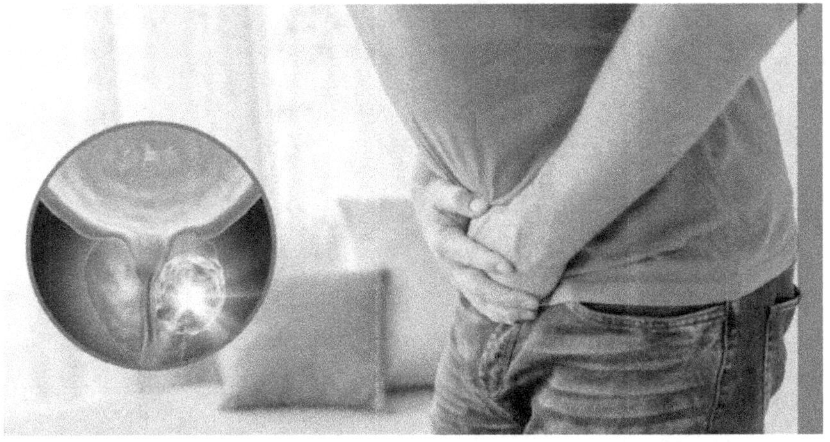

Síntomas y causas

Síntomas del cáncer de próstata

La mayoría de los cánceres de próstata se desarrollan gradualmente dentro de la glándula prostática.

Rara vez surgen síntomas del cáncer de próstata en sus primeras etapas. A medida que la condición empeora, podrían surgir varios problemas:

- Micción frecuente, a veces urgente, especialmente por la noche.
- Flujo de orina débil o flujo que comienza y se detiene.
- Dolor o ardor al orinar (disuria).
- Pérdida del control de la vejiga (incontinencia urinaria).

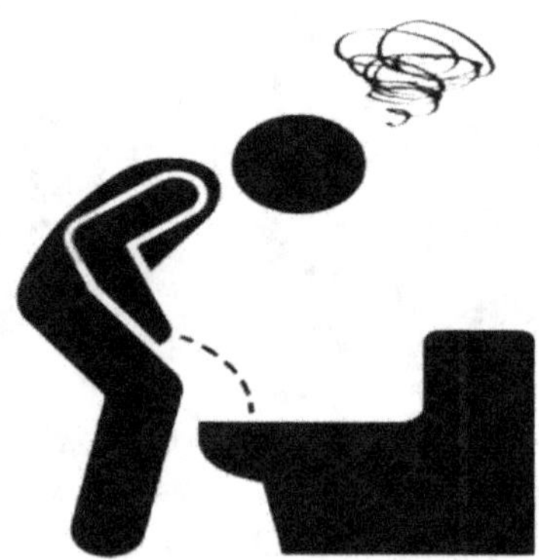

- Pérdida del control intestinal (incontinencia fecal).
- Eyaculación dolorosa y disfunción eréctil (DE).

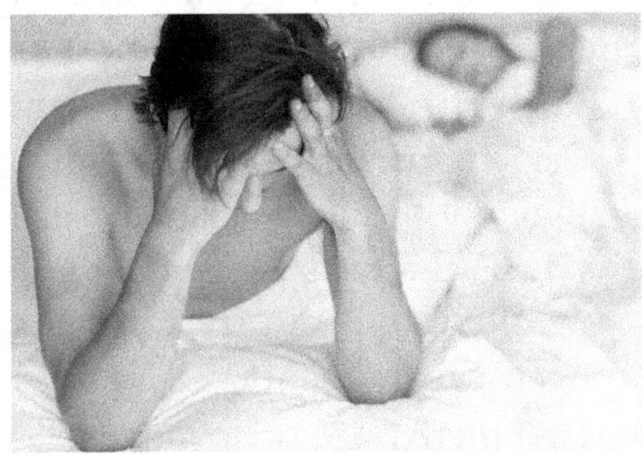

- Sangre en el semen (hematospermia) o orinar.
- Dolor en la parte baja de la espalda, la cadera o el pecho.

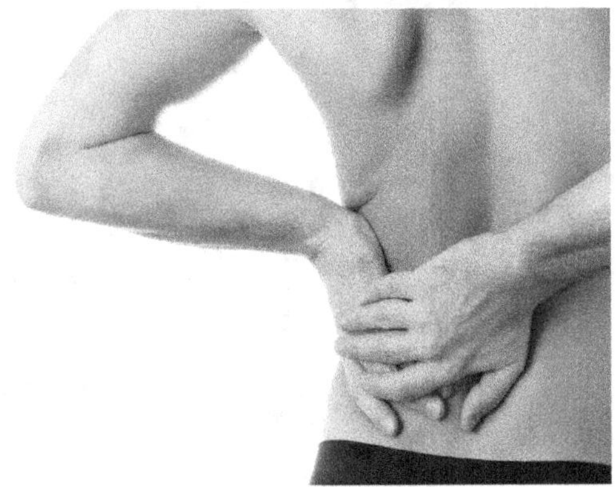

¿Los problemas con la próstata suelen indicar cáncer de próstata?

No todo desarrollo prostático es canceroso. Las siguientes enfermedades también pueden producir síntomas parecidos a los del cáncer de próstata:

- **Hiperplasia prostática benigna (HPB):** Casi todos los hombres con próstata acaban teniendo hiperplasia prostática benigna (HPB). La próstata aumenta de tamaño como resultado de este trastorno, pero el riesgo de cáncer no aumenta.

- **Prostatitis:**Si tiene menos de 50 años, lo más probable es que un agrandamiento de la próstata sea prostatitis. Una enfermedad benigna llamada prostatitis hace que la próstata se expanda y se inflame. La causa suele ser una infección bacteriana.

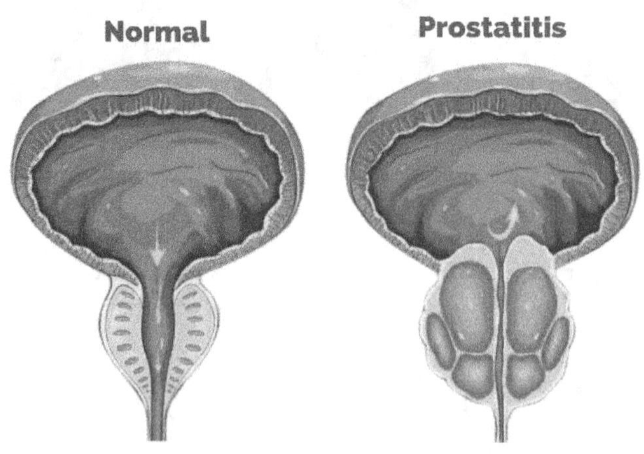

Causa el cáncer de próstata

Los expertos desconocen qué hace que las células de la próstata se conviertan en cancerosas. El cáncer de próstata surge de una división celular anormalmente rápida, al igual que otros tipos de cáncer. Las células cancerosas finalmente no mueren, a diferencia de las células normales. Más bien, se desarrollan y proliferan formando un bulto conocido como tumor. El tumor puede fragmentarse y extenderse a otras áreas del cuerpo a medida que las células crecen (hacen metástasis).

Afortunadamente, el cáncer de próstata suele propagarse lentamente. Antes de que el cáncer haya pasado de la próstata, la mayoría de los tumores se diagnostican. Esta etapa del cáncer de próstata es altamente curable.

Factores de riesgo para el cáncer de próstata

Los factores de riesgo más comunes incluyen:

- **Edad:** El envejecimiento aumenta el riesgo. Si tienes más de 50 años, tienes mayores posibilidades de que te diagnostiquen. El cáncer de próstata afecta a adultos mayores de 65 años en aproximadamente el 60% de los casos.

- **Raza y etnia:** Si eres afroamericano o negro, tus posibilidades son mayores. Es más probable que usted tenga tumores de próstata que son más propensos a propagarse. El cáncer de próstata también tiene más probabilidades de desarrollarse en personas menores de 50 años.

- **Antecedentes familiares de cáncer de próstata:** Si un familiar cercano ya tiene cáncer de próstata, sus posibilidades de desarrollarlo son dos o tres veces mayores.

- **Genética:** El síndrome de Lynch y las mutaciones hereditarias en los genes BRCA1 y BRCA2, que están relacionados con un riesgo elevado de cáncer de mama, la ponen en mayor riesgo.

Aunque la evidencia es contradictoria, algunos estudios han encontrado factores de riesgo adicionales para el cáncer de próstata. Entre los otros posibles factores de riesgo se encuentran:

- De fumar.

- Prostatitis.

- Tener un IMC > 30 (tener obesidad).

- Infecciones de transmisión sexual (ITS).

- Exposición al Agente Naranja (una sustancia química utilizada durante la Guerra de Vietnam).

Diagnóstico y pruebas

Diagnóstico de cáncer de próstata

Las pruebas pueden ayudar en la detección temprana del cáncer de próstata. Lo más probable es que le realicen su primera prueba de detección a los 55 años si su riesgo es promedio. Si pertenece a una categoría de alto riesgo, es posible que necesite hacerse una prueba temprana. Normalmente, las pruebas de detección finalizan alrededor de los 70 años.

Si los exámenes de detección revelan que usted puede tener cáncer de próstata, es posible que necesite más pruebas o procedimientos.

Pruebas de detección del cáncer de próstata

Las pruebas de detección pueden mostrar si tiene signos de cáncer de próstata que requieren más pruebas.

- **Examen rectal digital:** Su proveedor inserta un dedo lubricado y enguantado en su recto y palpa su glándula prostática. Los bultos o áreas duras pueden significar cáncer.

- **Análisis de sangre del antígeno prostático específico (PSA):** La próstata produce una proteína llamada antígeno proteico específico (PSA).

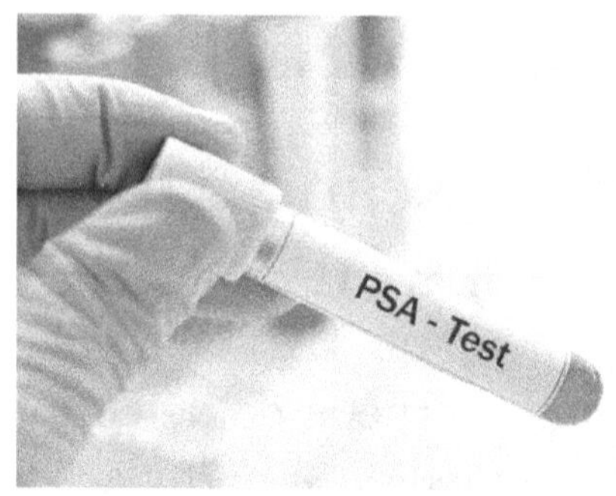

Los niveles altos de PSA pueden indicar cáncer. Los niveles también aumentan si tiene afecciones benignas, como HPB o prostatitis.

Procedimientos de diagnóstico para el cáncer de próstata.

No es necesario un diagnóstico concluyente de cáncer de próstata para todas las personas que probablemente lo padezcan. Por ejemplo, si su médico cree que su tumor no se está desarrollando lo suficientemente rápido como para necesitar tratamiento, puede decidir posponer pruebas adicionales. Si es más agresivo, es decir, se desarrolla rápidamente o se propaga, es posible que necesite pruebas adicionales, como una biopsia.

No es necesario un diagnóstico concluyente de cáncer de próstata para todas las personas que probablemente lo padezcan. Por ejemplo, su médico podría decidir no ordenar pruebas adicionales si se considera que su tumor está creciendo lentamente y no es lo suficientemente importante como para necesitar tratamiento. Si es más agresivo, es decir, se desarrolla rápidamente o se propaga, es posible que necesite pruebas adicionales, como una biopsia.

- **Imágenes:** Su próstata se puede ver en una resonancia magnética o una ecografía transrectal, junto con cualquier punto sospechoso que pueda ser canceroso. Su proveedor puede utilizar los resultados de sus pruebas de imágenes para determinar si debe realizar una biopsia.

- **Biopsia:** Un profesional médico toma una muestra de tejido durante una biopsia con aguja para analizarla en busca de malignidad en un laboratorio. El único método fiable para determinar la agresividad exacta del cáncer de próstata es mediante una biopsia. Utilizando el tejido de la biopsia, su médico podría realizar pruebas genéticas. Ciertas células cancerosas responden más favorablemente a tratamientos particulares debido a ciertos rasgos (como mutaciones).

Grados y estadios del cáncer de próstata.

Los profesionales médicos utilizan la puntuación de Gleason y la estadificación del cáncer para evaluar la extensión de su cáncer y los tipos de terapias que necesita.

puntuación de gleason

Su proveedor puede evaluar la anomalía de sus células cancerosas utilizando la puntuación de Gleason. Su puntuación de Gleason aumenta con la cantidad de células anormales que tiene. Su proveedor puede evaluar la agresividad o el grado de su cáncer observando la puntuación de Gleason.

Estadificación del cáncer de próstata

Su profesional de la salud puede evaluar el alcance de la propagación del cáncer y su avance mediante la estadificación del cáncer. Es posible que tenga cáncer localizado en la glándula prostática, cáncer regional que invade las estructuras circundantes o cáncer metastásico que se disemina a otros órganos. Los ganglios linfáticos y los huesos son los lugares más típicos donde se propaga el cáncer de próstata. Junto con otros órganos, el hígado, el cerebro y los pulmones también pueden desarrollarlo.

Manejo y tratamiento

Tratamiento y manejo del cáncer de próstata

Su salud general, la presencia y tasa de crecimiento canceroso y otros factores afectarán el curso de su terapia. Los urólogos, los oncólogos radioterapeutas y los oncólogos médicos son solo algunos de los profesionales de la salud con los que podría colaborar, según su curso de tratamiento. Hay tratamiento disponible para la mayoría de los casos de diagnóstico de cáncer de próstata en etapa temprana.

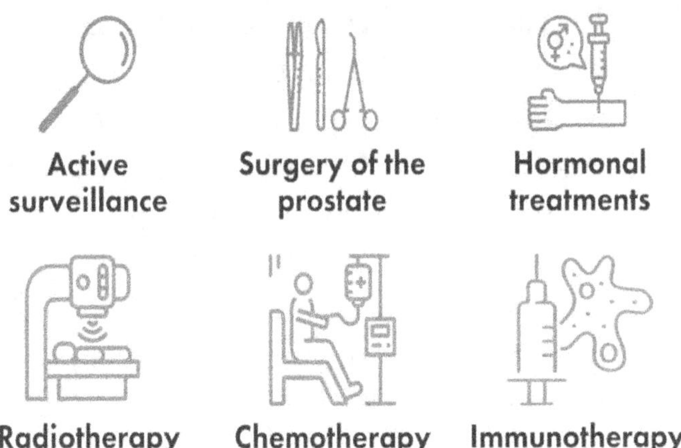

Procedimientos específicos utilizados

Vigilancia

Si su cáncer crece lentamente y no se propaga, su médico puede optar por observar en lugar de tratarlo.

- **Vigilancia activa:** Cada uno a tres años, usted se somete a exámenes de detección, exploraciones y biopsias para realizar un seguimiento de la progresión del cáncer. Si el cáncer se limita a la próstata, crece lentamente y no causa síntomas, la vigilancia activa es más eficaz. Su médico puede comenzar el tratamiento si su problema empeora.

- **Espera vigilante:** Si bien la espera vigilante y la vigilancia activa son comparables, la espera vigilante se emplea con mayor frecuencia en pacientes con cáncer que son frágiles y es poco probable que mejoren con el tratamiento. Las pruebas también se realizan con mucha menos frecuencia. Los tratamientos normalmente se concentran en el manejo de los síntomas en lugar de en la eliminación del tumor.

Cirugía

Una próstata dañada se extirpa durante una prostatectomía radical. Cuando un cáncer de próstata se extirpa eficazmente, generalmente no se propaga. Si su cirujano cree que se beneficiaría de este procedimiento, puede aconsejarle sobre la técnica de extracción óptima.

- **Prostatectomía radical abierta:** Su médico extirpa la glándula prostática a través de una única incisión abdominal que va desde el ombligo hasta el hueso púbico. En comparación con procedimientos menos invasivos como la prostatectomía robótica, esta técnica es menos común.

- **Prostatectomía radical robótica:** Mediante una prostatectomía radical robótica, su cirujano puede operar a través de múltiples incisiones microscópicas. Utilizan una consola para controlar un sistema robótico en lugar de trabajar directamente.

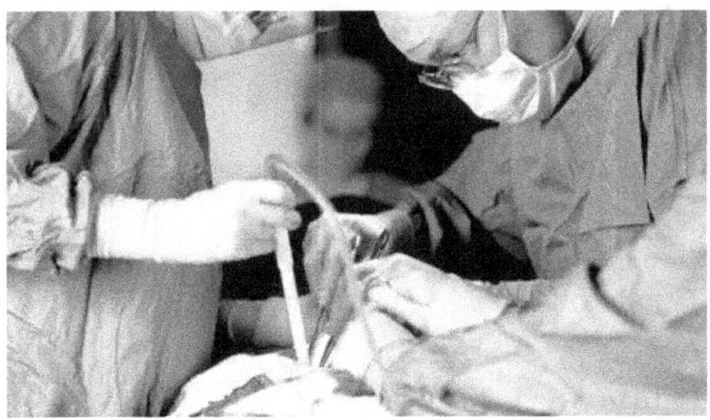

Radioterapia

La radioterapia se puede usar sola o junto con otros tratamientos para tratar el cáncer de próstata. Además, la radiación puede aliviar los síntomas.

- **Braquiterapia:** La braquiterapia es un tipo de radioterapia interna en la que se insertan semillas radiactivas en la próstata. Con este método, las células cancerosas se eliminan sin dañar el tejido sano circundante.

- **Radioterapia de haz externo:** Una máquina dirige fuertes rayos de rayos X hacia el tumor durante la radioterapia de haz externo (EBRT). Se pueden dirigir altas dosis de radiación al tumor con técnicas especializadas de EBRT como IMRT, todo ello protegiendo al mismo tiempo el tejido sano.

Terapias sistémicas

Si el cáncer ha progresado fuera de la glándula prostática, su médico podría sugerir tratamientos sistémicos. Con la terapia sistémica, se administran sustancias químicas por todo el cuerpo para matar o detener el crecimiento de las células cancerosas.

- **Terapia hormonal:** La testosterona estimula la proliferación de células cancerosas. Los medicamentos se utilizan en la terapia hormonal para contrarrestar el efecto de la testosterona al promover el crecimiento de las células cancerosas. Los medicamentos funcionan reduciendo los niveles de testosterona o impidiendo que la testosterona llegue a las células cancerosas. Como alternativa, su médico puede recomendarle una orquiectomía, que consiste en extirpar los testículos para evitar que produzcan testosterona. Aquellos que prefieran no tomar medicamentos pueden optar por someterse a esta operación.

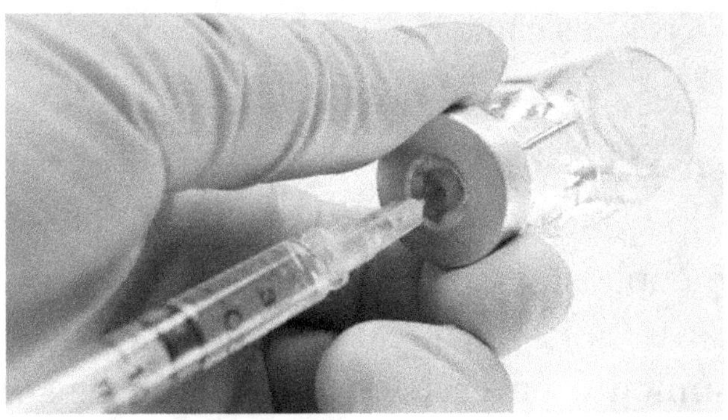

- **Quimioterapia:** La quimioterapia mata las células cancerosas con medicamentos. Si su cáncer ha progresado más allá de la próstata, es posible que lo traten con terapia hormonal además de la quimioterapia.

- **Inmunoterapia:** Su sistema inmunológico se fortalece con la inmunoterapia, haciéndolo más capaz de reconocer y combatir las células cancerosas. Su médico puede sugerirle inmunoterapia para tratar el cáncer avanzado o el cáncer recurrente, que es un cáncer que desaparece por un tiempo antes de regresar.

- **Terapia dirigida:** Para detener la proliferación de células cancerosas, la terapia dirigida se centra en las alteraciones genéticas (mutaciones) que hacen que las células sanas se conviertan en células cancerosas. Los pacientes con cáncer de próstata que tienen mutaciones en el gen BRCA reciben tratamientos dirigidos que destruyen las células cancerosas.

Terapia focal

Un tipo de tratamiento más reciente que elimina las neoplasias malignas dentro de la próstata se llama terapia focal. Su médico puede sugerir este tratamiento en caso de que el cáncer sea de bajo riesgo y no se haya propagado. Muchos de estos procedimientos médicos todavía se consideran experimentales.

- **Ultrasonido focalizado de alta intensidad (HIFU):** El calor fuerte producido por ondas sonoras de alta intensidad destruye las células cancerosas de próstata.

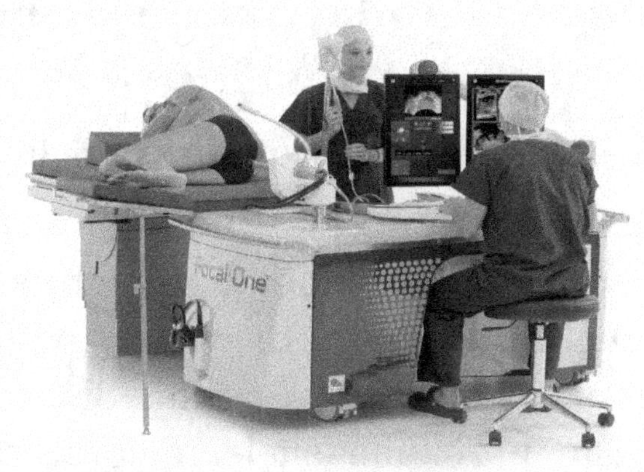

- **Crioterapia:** Las células cancerosas de la próstata se congelan mediante gases fríos, lo que extirpa el tumor.

- **Ablación láser:** El calor intenso dirigido al tumor mata las células cancerosas dentro de la próstata, destruyendo el tumor.

- **Terapia fotodinámica:** Los medicamentos hacen que las células cancerosas sean más sensibles a ciertas longitudes de onda de luz. Un médico expone las células cancerosas a estas longitudes de onda de luz, matándolas.

Efectos secundarios del tratamiento del cáncer de próstata

Los posibles efectos secundarios incluyen:

- **Incontinencia:** Cuando ríes, toses o sientes la necesidad repentina de orinar incluso cuando tu vejiga no está llena, puedes perder la orina. Sin tratamiento, este problema suele mejorar durante los primeros seis a doce meses.

- **Disfunción eréctil (DE):** Los nervios eréctiles del pene pueden resultar dañados por la radiación, la cirugía y otros procedimientos médicos, lo que puede afectar su capacidad para lograr y mantener una erección. Recuperar la función eréctil suele tardar uno o dos años, a veces incluso menos. Mientras tanto, medicamentos como tadalafil (Cialis®) o sildenafil (Viagra®) pueden ayudar a aumentar el flujo sanguíneo a su pene.

- **Esterilidad:** La infertilidad puede deberse a tratamientos que interfieren con su capacidad de eyacular o producir esperma. Antes de comenzar la terapia, pueden almacenar esperma en un banco de esperma si quieren tener hijos en el futuro. La extracción de esperma puede ser necesaria después de los tratamientos. El esperma del tejido testicular se extrae específicamente para esta cirugía y luego se coloca en el útero de su pareja.

Si tiene efectos secundarios debido a su medicamento, hable con su médico. Con frecuencia pueden sugerir tratamientos y medicamentos que pueden ser beneficiosos.

Prevención

Prevención del cáncer de próstata

El cáncer de próstata no se puede prevenir. Sin embargo, seguir estas pautas podría reducir su riesgo:

- **Hágase exámenes de próstata periódicos**: Según sus factores de riesgo, consulte con su médico la frecuencia con la que debe hacerse exámenes.

- **Mantenga un peso saludable**: Infórmese con su médico sobre lo que constituye un peso saludable para usted.

- **Haga ejercicio regularmente:** Los CDC sugieren 150 minutos a la semana, o poco más de 20 minutos al día, de actividad de intensidad moderada.

- **Consumir una dieta saludable:** Si bien no existe una dieta única que pueda prevenir el cáncer, las prácticas alimentarias saludables pueden ayudarle a mantenerse más saludable en general. Consuma cereales integrales, frutas y verduras. Manténgase alejado de los alimentos procesados y las carnes rojas.

- **Dejar de fumar:** Manténgase alejado de los productos de tabaco. Si fuma, trabaje en un programa para dejar de fumar con su profesional de la salud para romper con el hábito.

Pronóstico y perspectivas

¿Cuál es el pronóstico para quienes padecen cáncer de próstata?

Si su profesional de la salud detecta el cáncer de próstata en etapas tempranas, tiene muy buen pronóstico. El noventa y nueve por ciento de las personas con cáncer de próstata que reciben un diagnóstico sobreviven al menos cinco años después de su diagnóstico.

Cuando el cáncer de próstata ha hecho metástasis o se ha diseminado fuera de la próstata, las probabilidades de supervivencia son menores. Después de cinco años, el 32% de los pacientes con cáncer de próstata metastásico siguen vivos.

¿Qué tan tratable es el cáncer de próstata?

Sí, si se descubre rápidamente. A veces, el cáncer progresa tan lentamente que es posible que no sea necesario un tratamiento inmediato. Los cánceres de próstata que no han progresado fuera de la glándula prostática frecuentemente se pueden curar con tratamiento.

Cuándo consultar a su médico

Debe llamar a su proveedor de atención médica si experimenta:

- Dificultad para orinar.

- Orinar con frecuencia (incontinencia).

- Dolor al orinar o tener relaciones sexuales.

- Sangre en la orina o el semen.

Preguntas que debe hacerle a su médico

Si tiene cáncer de próstata, es posible que desee preguntarle a su proveedor de atención médica:

- ¿Se ha propagado el cáncer fuera de mi glándula prostática?

- ¿Cuál es el mejor tratamiento para la etapa del cáncer de próstata que tengo?

- ¿Cuáles son los riesgos y efectos secundarios del tratamiento?

- ¿Está mi familia en riesgo de desarrollar cáncer de próstata? Si es así, ¿deberíamos hacernos pruebas genéticas?

- ¿Qué tipo de atención de seguimiento necesito después del tratamiento?

- ¿Debo estar atento a los signos de complicaciones?

El cáncer de próstata suele ser muy tratable con un diagnóstico y atención temprana. Muchos pacientes que reciben un diagnóstico mientras el cáncer no ha progresado más allá de la próstata llevan una vida sana y libre de cáncer durante varios años después de la terapia. Sin embargo, un pequeño porcentaje de personas puede experimentar una enfermedad agresiva que se propaga rápidamente a otras áreas del cuerpo. Según sus factores de riesgo, su profesional de la salud puede aconsejarle sobre el régimen de detección óptimo. Pueden aconsejarle sobre el curso de acción más eficaz dependiendo de qué tan agresiva o lentamente se esté desarrollando su cáncer.